Inhaltsverzeichnis

INKONTINENZ BLASENSCHWÄCHE

Therapie und Hilfe

Methoden zur Linderung

Für mehr Lebensqualität

Incl. Beckenbodentraining

Elena A. Schwarz

Einführung

Wenn wir an chronische Störungen denken, ist Harn- und/oder Darm-Inkontinenz oft nicht das Erste, was uns in den Sinn kommt.
Harninkontinenz ist jedoch eines der häufigsten gesundheitlichen Probleme, mit denen Menschen weltweit konfrontiert sind.

Harninkontinenz bezeichnet den Verlust der Fähigkeit, Urin verlustfrei in der Harnblase zu speichern, sowie nicht mehr fähig zu sein, den Zeitpunkt der Entleerung selbst zu bestimmen.
Viele Betroffene lassen ihre Harninkontinenz nicht behandeln, weil sie denken, dass es ein natürlicher Prozess des Alterns ist und das es keine entsprechende Behandlung für sie gibt.

Klinische und epidemiologische Studien von Erwachsenen mit Harninkontinenz haben gezeigt, dass Inkontinenz einen signifikanten negativen Einfluss auf die Lebensqualität hat.
Betroffene isolieren sich oft aus Scham vor Familie und Freunden.

Die Symptome der Inkontinenz beeinträchtigen das

physische, psychische und soziale Leben derer, die dieses Problem haben.

Obwohl Harninkontinenz keine lebensbedrohliche Erkrankung ist, beeinträchtigt sie doch das Leben von schätzungsweise 20% der mittleren bis älteren Frauenaltersgruppe und 15% der mittleren bis älteren Männeraltersgruppe.

Die Behandlung kann eine erhöhte emotionale, körperliche und wirtschaftliche Belastung für die Erkrankten darstellen.

Die Scham, Verlegenheit und das Stigma, die mit diesen Umständen verbunden sind, stellen erhebliche Hindernisse für die Suche nach professioneller Behandlung dar, was oft dazu führt, dass viele Menschen ohne Hilfe heimlich leiden.

Darminkontinenz ist ein Syndrom, das den unbeabsichtigten Verlust von festem oder flüssigem Stuhl beinhaltet.

Obwohl Darminkontinenz Personen jeden Alters betrifft, tritt sie häufiger bei Frauen und älteren Menschen auf.

Die Darmfunktion wird von vier Faktoren kontrolliert:

rektale Empfindung, rektale Speicherkapazität, analer Schließmuskeldruck und etablierte Stuhlgewohnheiten.
Wenn einer dieser Faktoren nicht mehr funktioniert wie er soll , kann eine Darminkontinenz auftreten.

Trotz ihrer ernsten Auswirkungen auf Patienten, Familien und die Gesellschaft, wird Darminkontinenz oft ignoriert und weniger studiert, als viele andere Erkrankungen.
Harninkontinenz kann Personen jeden Alters betreffen, tritt jedoch am häufigsten bei schwangeren Frauen sowie bei älteren Männern und Frauen auf.

Harninkontinenz wird allgemein als Dranginkontinenz klassifiziert (wenn man plötzlich urinieren muss und es aber nicht mehr rechtzeitig in die Toilette schafft); Stressinkontinenz (wenn der Mensch nach Belastungen wie Lachen, Husten, Niesen oder Heben Urin verliert); Mischinkontinenz (wenn der Mensch sowohl Drang- als auch Stressinkontinenz hat) und andere Inkontinenz (z. B. wenn der Urin nach der Ausleitung weiter ausläuft und wir ständiges Harnträufeln haben).

Harninkontinenz wurde intensiver studiert als Darminkontinenz, aber das Ausmaß des Problems von Inkontinenz ist sehr viel größer, als erforscht wurde.

Es ist schwierig, Personen, die ein erhöhtes Risiko für Inkontinenz haben, zu identifizieren, da die Krankheit oft nicht gemeldet oder diagnostiziert wird.
Die Prävention von Darm- und Harninkontinenz wurde durch begrenzte Forschung und unvollständiges Wissen über die biologischen Ursachen und interagierenden sozialen und Umweltfaktoren eingeschränkt.
Wichtig ist auch, dass sich die Bevölkerung der psychischen, sozialen und wirtschaftlichen Belastungen durch Harninkontinenz bewusst ist.
Die Beseitigung des Stigmas, das mit Inkontinenz einhergeht, würde es mehr Menschen ermöglichen, die besten Behandlungsmöglichkeiten zu nutzen, die ihnen zur Verfügung stehen.

Definitionen und Arten von Harninkontinenz

Definition von Harnwegssymptomen

Harninkontinenz ist definiert als die Beschwerde über einen unfreiwilligen Harnverlust.

Erhöhte Tagesfrequenz ist die Beschwerde der Person, die der Meinung ist, dass Sie am Tag zu oft die Blase entleeren muss.

Nykturie ist die Beschwerde, dass die Person in der Nacht ein oder mehrere Male aufwacht, um Ihre Blase zu entleeren.

Dringlichkeit ist die Beschwerde, auf ein plötzliches Verlangen (welches nicht unterdrückt werden kann) hin die Blase zu entleeren.

Enuresis ist der Begriff für alle unfreiwilligen Urinverluste.

Bei Inkontinenz während des Schlafes sollte es immer mit dem Adjektiv "nächtlich"bezeichnet werden.

Bei der ***nächtlichen Enuresis*** handelt es sich um einen während des Schlafes auftretenden Urinverlust.

Formen der Harninkontinenz

Dranginkontinenz ist die Beschwerde von unfreiwilligem Harnverlust, unmittelbar begleitet von einem starken Harndrang, dass oft die Toilette nicht mehr rechtzeitig erreicht werden kann.
Sie wird im Allgemeinen auch von einem häufigeren Harndrang und Nykturie begleitet.
Dranginkontinenz tritt auf, wenn durch unwillkürliche Detrusorkontraktionen (Kontraktionen der Blasenleerungs-Muskulatur) der intravesikale Druck zu hoch ist.

Bei ***Stressinkontinenz*** ist der unfreiwillige Urinverlust mit Aktivitäten verbunden, die einen plötzlichen Anstieg des Bauchinnendrucks verursachen, wie z.B. Niesen, Husten, Tragen, Heben oder Entweichen von Darmgasen.

Stressinkontinenz ist häufig auf eine Schädigung der Muskeln, Nerven und/oder des Bindegewebes des Beckenbodens oder des Harnröhrenschließmuskels zurückzuführen, was die Ausflussresistenz senkt und den Harnverlust ermöglicht, wenn der Bauchinnendruck zunimmt.

Drei verschiede Mechanismen scheinen verantwortlich für Stressinkontinenz zu sein:
* Dysfunktion in der neuronalen Kontrolle
* Unvollständiges schließen des Blasenhalses
* Ablösung der endopelvinen Faszie

Die Dysfunktion in der neuronalen Kontrolle kann Muskelkontraktionen hemmen, was Harnverlust ermöglicht.

Bei unvollständigem Schließen des Blasenhalses kann das Harnrohr nicht ausreichend zusammengezogen werden, sodass Urin über den Blasenhals hinaus ausgestoßen wird.

Wenn es zu einer Ablösung zwischen der endopelvinen Faszie und der seitlichen Befestigung um die Vaginale und dem Musculus levator ani (der Muskel der zusammen mit seinen Faszien das Diaphragma pelvis – Beckenboden - bildet) kommt, ist das Ergebnis der Verlust der Unterstützung, die Sie von dieser Muskulatur erhalten und dies ermöglicht den Harnverlust.

Die **Mischinkontinenz** ist ein unfreiwilliger Harndrang, verbunden mit Dringlichkeit und auch mit einem Anstieg des Bauchinnendrucks (durch Anstrengung, Niesen oder Husten).
Menschen, die durch körperliche Aktivitäten (Stressinkontinenz) und durch Harndrang (Dranginkontinenz) Harnverlust erfahren, leiden an einer Mischinkontinenz.

Überlaufinkontinenz wird durch Überlaufen des Urins aufgrund von Harnretention, welche akut oder chronisch sein kann, verursacht.

Kontinuierliche Harninkontinenz ist die Beschwerde über kontinuierlichen Harnverlust.

Tröpfelinkontinenz (postmiktionelles Harnträufeln) ist der Begriff, wenn eine Person an unfreiwilligem Urinverlust unmittelbar nach dem Urinlassen leidet.
Dies tritt normalerweise nach dem Verlassen der Toilette bei Männern oder nach dem Aufstehen von der Toilette bei Frauen, auf.

Die drei am häufigsten erkannten Formen chronischer

Harninkontinenz sind Drang-, Stress- und Mischinkontinenz.

Die Häufigkeit von Dranginkontinenz steigt mit dem Alter, während Stressinkontinenz häufiger bei jüngeren Frauen auftritt.

Minassian (2008) schätzte die Gesamtprävalenz von Stress-, Drang- und Mischharninkontinenz auf 23,7%, 9,9% und 14,5%.

Die Häufigkeit von Stressinkontinenz ist in der fünften Lebensdekade am höchsten, während Drang- und Mischinkontinenz mit höherem Alter zunahmen.

Statistiken für Darminkontinenz und Harninkontinenz

Das Auftreten von Darm- und Harninkontinenz lässt sich in Hinsicht auf die Häufigkeit (die Anzahl der Personen, die zu einem bestimmten Zeitpunkt an Inkontinenz leiden), Inzidenz (die Anzahl der Personen, die in einem bestimmten Zeitraum eine Inkontinenz entwickeln) und der Krankheitsanamnese (ob sich die Inkontinenz verbessert, gleich bleibt, oder sich im Laufe der Zeit verschlechtert) beschreiben.

Darminkontinenz

Es gibt viele Definitionen von Darminkontinenz, von denen einige Blähungen (entweichen von Darmgasen) einschließen, während andere auf Fäkalien beschränkt sind.

Die folgenden Daten beziehen sich auf Inkontinenz von Stuhl/Fäkalien.

Bei Männern wird Darminkontinenz in 6-10% Fällen entdeckt, wobei die Häufigkeit mit zunehmendem Alter leicht ansteigt.

Bei Männern und Frauen mit Darminkontinenz haben etwa 50% auch eine Harninkontinenz. Der Schweregrad der Darminkontinenz nimmt mit dem Alter zu.

Harninkontinenz

Harninkontinenz hat Menschen seit Anbeginn der Zeit geplagt.

Die frühesten schriftlichen Berichte über Harninkontinenz gehen auf die ägyptischen Handschriften aus dem zweiten Jahrtausend v.Chr. zurück.

Bereits 2007 wurde geschätzt, dass 20 Millionen Amerikaner an Harninkontinenz leiden.

Die Inzidenz (Häufigkeit des Auftretens neuer Fälle) von Harninkontinenz bei Frauen liegt im Bereich von 10 bis 58% pro Jahr, während die Inzidenz bei Männern im Bereich von 3 bis 11% pro Jahr liegt.

Die Gesamtprävalenz (Maß von der Gesamtanzahl der Fälle von Harninkontinenz in der Bevölkerung) ist bei jungen Frauen niedrig, die höchsten Werte finden sich in der Zeit der Menopause und sie steigen stetig, ab einem Alter von 60 Jahren an.

Eine Studie schätzte, dass etwa 44% der Frauen, im mittleren und postmenopausalen Alter, an einem gewissen Grad an Harninkontinenz leiden, während andere Studien zeigten, dass bis zu 50% der Frauen im Alter von 60 Jahren und älter mindestens einen Harninkontinenzunfall pro Woche hatten.

Die Last der Krankheit und Auswirkungen auf den Menschen

Die mit der Harninkontinenz verbundenen Kosten sind nicht nur direkte und indirekte finanzielle Kosten, sondern auch "menschliche" Kosten, welche auf die psychosoziale und physische Funktionsfähigkeit und die Lebensqualität des Menschen einwirken.

Die Belastungen durch Darm- und Harninkontinenz fallen in ökonomische und nicht-ökonomische Kategorien und sind sehr komplex.

Psychologische Auswirkungen

Personen, die an Inkontinenz leiden, tragen eine emotionale Last mit sich.

Der Einfluss von Inkontinenz auf die Betroffenen variiert je nach Alter, Geschlecht und Art von Inkontinenz, individuellen Unterschieden in den Bewältigungsfähigkeiten und der Qualität der sozialen Unterstützung.

Die emotionalen und sozialen Belastungen sind nicht leicht einschätzbar.

Betroffene können Angst vor "Unfällen",
Depressionen, sozialer Isolation und sozialer
Ausgrenzung haben.

Physische Risiken

Bei Harninkontinenz besteht ein erhöhtes Risiko für
Hautprobleme wie Hautausschläge, Dermatitis,
Hautinfektionen und Druckgeschwüre, wenn die Haut
dem Urin ausgesetzt ist.
Das Risiko für wiederholte Harnwegsinfektionen ist
auch bei Harninkontinenz erhöht.
Bei Harninkontinenz hören Betroffene häufig auf, an
normalen Aktivitäten, wie beispielsweise Sport oder
an gesellschaftlichen Zusammenkünften,
teilzunehmen.
Bei manchen hat die Harninkontinenz auch negative
Auswirkungen auf ihre Arbeit und ihr Privatleben.

Dranginkontinenz kann die Konzentration und
Produktivität am Arbeitsplatz stören.
Familie und Freunde verstehen möglicherweise
eventuell auftretende Verhaltensänderungen nicht,
wie beispielsweise häufigen Toilettengang.

Sexuelle Intimität kann auch wegen der Verlegenheit durch Harnverlust beeinträchtigt werden.

Pflegeheimeinweisungen / Pflegebedürftigkeit

Inkontinenz erfordert großen Bedarf an informeller und formeller Pflege.
Informelle Betreuer sind in der Regel Familienmitglieder oder Freunde, die unbezahlte Hilfe leisten.
Formelle Betreuer sind diejenigen, die für diese Hilfe bezahlt werden.

Die Verantwortung des Pflegepersonals reicht von der Zubereitung von Nahrungsmitteln bis hin zur Überwachung der Einnahme von Medikamenten oder des Toilettengangs.
Die körperliche und geistige Anstrengung, die für einige ihrer Aufgaben benötigt wird und die Unannehmlichkeiten, die mit Inkontinenz vorkommen, ist für das Pflegepersonal nicht zu unterschätzen.

Aus einer Umfrage-Studie aus Japan, Gotoh, Yoshikawa, Funaheashi, Kato und Hattori (2009), die

7613 Pflegepersonen betraf, wurde berichtetet, dass Harninkontinenz eine signifikante negative psychologische Belastung für Familienbetreuer darstellt.

Harninkontinenz ist mit einer erhöhten Anzahl von Pflegeheimeinweisungen verbunden.
Morrison und Levy (2006) haben eine Sekundäranalyse von Daten aus der Thom Studie (1998) gemacht.
Sie berichteten, dass 10% der Pflegeheimeinweisungen bei älteren Männern und 6% bei älteren Frauen mit Harninkontinenz zusammenhingen.

Lebensqualität

Die Weltgesundheitsorganisation (WHO) definierte Lebensqualität als ein weites multidimensionales Konzept, das sowohl positive als auch negative Aspekte des Lebens subjektiv bewertet.

Die Symptome der Harninkontinenz beeinträchtigen das physische, psychische und soziale Leben derjenigen, die an Harninkontinenz leiden, was oft zu geringerem Wohlbefinden und Lebensqualität führt.

Es wird berichtet, dass sich Inkontinenz negativ auf die Lebensqualität auswirkt und daher sollten wirksame Behandlungsoptionen, welche die Lebensqualität wieder verbessert, in Betracht gezogen werden.

Es gibt eine Reihe von Studien, in denen untersucht wurde, wie sich die Inkontinenz auf die psychosozialen Aspekte der Betroffenen auswirkt.

Die Wymanet Studie (1987) untersuchte die Inkontinenz-spezifische Lebensqualität, indem Fragebögen zur Auswirkung von Inkontinenz verwendet wurden.

Ergebnis dieser Studie:

12% der Teilnehmer berichteten mittelmäßige bis starke Störungen bei sozialen Aktivitäten, einschließlich der Teilnahme an Aktivitäten mit Ehepartner, Familie und Freunden.

21,9% der Männer und 21,4% der Frauen berichteten über eine mittelmäßige bis starke Störung der täglichen Aktivitäten.

21,4% berichteten mittelmäßige bis schwere

Auswirkungen von Harninkontinenz auf ihre geistige und körperliche Gesundheit.

In der Studie von Ouslander und Abelson (1990) berichteten 85% der Teilnehmer über einen negativen psychosozialen Einfluss auf ihre Lebensqualität, der durch Harninkontinenz beeinflusst wurde.

Die Variabilität des Prozentanteils, die in den Studien berichtet werden, kann auf Unterschiede in der Methodik, auf die Messung der Auswirkungen der Krankheit, auf den Schweregrad der Krankheit und auf die Dauer der Zeit, in der die Teilnehmer mit Harninkontinenz gelebt haben, zurückzuführen sein.

Harninkontinenz ist ein Hindernis für gute körperliche Gesundheit und soziales Wohlbefinden, was sich auch auf die wahrgenommene Lebensqualität auswirken kann.
Zeit- und Aktivitätsmuster waren Bereiche, die von Fultz (2004) in Bezug auf Harninkontinenz erforscht wurden.

Sie fanden heraus, dass Frauen aufgrund ihrer Inkontinenz ihre üblichen Aktivitäten, sowie die Dauer

der Aktivitäten, einschränkten.
Dieses Ergebnis ist darauf zurückzuführen, dass
Frauen in Verlegenheit geraten und Angst vor
Körpergeruch in der Öffentlichkeit empfinden.
Frauen in dieser Studie berichteten von weniger
Arbeitsstunden, weniger Spaziergangzeiten und
weniger Zeit im Haushalt verbracht zu haben.

Sie waren eher dazu geneigt zu lesen und fernzusehen,
anstatt das Haus zu verlassen und z.B einkaufen zu
gehen oder sich anderweitig körperlich zu betätigen.

Wirtschaftliche Kosten und Auswirkungen

Zu den direkten Kosten gehören Mittel zur Diagnose,
Behandlung und Pflege von Inkontinenz und
Rehabilitationskosten.
Andere direkte Kosten, welche mit einer
Harninkontinenz verbunden sind, sind jene, die in
Zusammenhang mit Infektionen,
Krankenhausaufenthalten usw. stehen.

Die direkten Kosten für Harninkontinenz bei Frauen,
die über 65 Jahre alt sind, sind mindestens $ 8,6

Milliarden pro Jahr.

Als direkte Kosten versteht man zum Beispiel die Ausgaben für Betroffene oder Pflegekräfte, die Behandlung, Medikamente, Chirurgie sowie Kosten für etwaige Komplikationen, die mit Inkontinenz verbunden sind.

Indirekte Kosten sind jene Kosten die in Zusammenhang mit Lohnverlust durch betroffene Personen und deren Pfleger stehen.
Die jährlich anfallenden indirekten Kosten sind ähnlich den geschätzten direkten Kosten anderer hochgradig vorherrschender Krankheiten, wie Arthritis und sind sogar höher, als die Kosten für die Versorgung von Menschen die an Lungenentzündung, Grippe oder sogar Brustkrebs, leiden.

Die Variation der Kosten auf individueller Ebene ist groß.
Für viele Betroffene sind die höchsten Ausgaben bei Inkontinenz jene für saugfähige Binden, Windeln oder Unterhosen.
Viele andere Betroffene investieren wiederum mehr in Medikamente oder auch in Operationen.

Risikofaktoren für Darm- und Harninkontinenz

Prädiktoren der Inkontinenz

Die breite Palette von Patientenpopulation und Risikofaktoren macht es leider unmöglich, alle detaillierten Prädikatoren der Inkontinenz darzustellen.
Es lassen sich jedoch einige allgemeine Ergebnisse zusammenfassen:
Eine statistisch signifikante Verbindung besteht sowohl zwischen weiblichen, als auch älteren Patienten.

Diese Befunde, die zuvor in Studien zur Prävalenz beobachtet wurden, wurden durch zahlreiche Risikofaktorenanalysen bestätigt.
Darüber hinaus sind sowohl ein erhöhter BMI (Body-Mass-Index), als auch eine eingeschränkte körperliche Aktivität, mit einer erhöhten Prävalenz von Inkontinenz assoziiert.

Statistisch signifikante Zusammenhänge wurden für Rasse und ethnischer Zugehörigkeit (weiße Frauen haben höhere Inkontinenzraten) und für Familienanamnese bei Frauen gefunden.

Es besteht auch ein Zusammenhang zwischen den neurologischen Erkrankungen des Zentralnervensystems und der Inkontinenz, sowie zwischen dem spezifischen Zusammenhang von Depression und Harninkontinenz, Schlaganfall und Inkontinenz, sowie Diabetes und Inkontinenz.

Mehrere Studien haben einen Zusammenhang zwischen der Anzahl der Geburten und Inkontinenz hervorgebracht - einige Indizien sprechen für ein erhöhtes Risiko für Inkontinenz bei Mehrgeburten.

Ein Dammschnitt erhöht ebenso das Risiko einer Darminkontinenz.
Chirurgie oder medizinische Strahlung, die die Harnröhrenschließmuskeln schädigen, sind ebenfalls mit Darm- und Harninkontinenz verbunden.

Schließlich wurden Durchfall, entzündliche Darmerkrankungen und das Reizdarmsyndrom mit Darminkontinenz in Verbindung gebracht, auch

Rauchen und Verstopfung weisen eine Verbindung zu Inkontinenz auf.

Eine besser organisierte Methode der Risikofaktorenklassifizierung würde es erleichtern, häufige Ursachen von Inkontinenz zu finden, Untergruppen von Patienten mit gemeinsamen Risikofaktoren zu identifizieren, die Form von Inkontinenz und gemeinsamen Risikofaktoren zu erforschen und schließlich spezifische Behandlungen in Erwägung zu ziehen.

Als erster Schritt wurde festgestellt, dass die Risikofaktoren in vielen existierenden Studien wie folgt kategorisiert werden können:

Körperlicher Status (z.B. Alter, Geschlecht, Fettleibigkeit, eingeschränkte körperliche Aktivität)

Genetische Faktoren (z.B. Familienanamnese)

Neuropsychiatrische Erkrankungen (beispielsweise multiple Sklerose, Rückenmarksverletzungen, Demenz, Depression, Schlaganfall, diabetische Neuropathie)

Trauma (z.B. Geburt, Prostatektomie, Radiation)

Zugeordnete Kausalitäten (z.B. Durchfall, entzündliche Darmerkrankung, Reizdarmsyndrom, Menopause, Rauchen, Verstopfung).

Die Risikofaktoren können weiters auch nach ihrer vermuteten Ursache klassifiziert werden: z.B. durch den Muskel im Beckenboden oder durch die Nerven im Beckenboden.

Mit diesem zusätzlichen Detail kann es möglich sein, spezifische Behandlungen zu entwickeln.

Risikofaktoren bei Männern

Risikofaktoren bei Männern beinhalten das zunehmende Alter, Erkrankungen der unteren Harnwege, Infektionen, funktionelle und kognitive Beeinträchtigung, neurologische Störungen und Prostatektomie.

Die Prävalenz der überaktiven Blase bei erwachsenen Männern schwankt zwischen 10% und 26% und bei erwachsenen Frauen zwischen 8% und 42%.

Es erhöht sich mit dem Alter und tritt häufig mit anderen Symptomen der unteren Harnwege auf.

Mehrere häufige chronische Erkrankungen, wie Depressionen, Verstopfung, neurologische Erkrankungen und erektile Dysfunktion, wurden signifikant mit einer überaktiven Blase in Verbindung gebracht, selbst nach Anpassung an wichtige Kovariaten wie Alter, Geschlecht und Land.

Risikofaktoren bei Frauen

Schwangerschaft und vaginale Geburt sind signifikante Risikofaktoren, ebenso wie das zunehmende Alter.
Im Gegensatz zur früher verbreiteten Meinung, scheint die Menopause per se kein Risikofaktor für Harninkontinenz zu sein und es gibt widersprüchliche Hinweise, was die Hysterektomie (operative Entfernung der Gebärmutter) betrifft.
Diabetes mellitus ist ebenso ein Risikofaktor laut den meisten Studien.
Die Forschung legt auch nahe, dass die orale Östrogensubstitution und der BMI wichtige Risikofaktoren sind.

Ein leichter Verlust der kognitiven Funktion ist zwar kein Risikofaktor, erhöht aber den Einfluss von Harninkontinenz.

Rauchen, Ernährung, Infektionen der Harnwege und Bewegung sind weitere Risikofaktoren.

Inkontinenz bei Männern

Anfangsbewertung

Die Anfangsbewertung bei Männern sollte Patienten mit einer "komplizierten" Inkontinenz finden, die von fachärztlichen Spezialisten überwiesen werden müssen und welche sich von jenen unterscheiden, die an leichter Inkontinenz leiden.

Sie sollten für eine allgemeine Beurteilung geeignet sein.

Die "komplizierte" Inkontinenzgruppe umfasst Patienten mit:

* Schmerzen

* Hämaturie

* Wiederkehrender Infektion

* Vorherigen fehlgeschlagenen Inkontinenzoperation

* Totale Inkontinenz

* Miktionsstörung (z.B. durch

Blasenausgangsobstruktion)
Schlechte Blasenentleerung kann vermutet werden,
wenn körperliche Untersuchung, Ultraschall oder
Röntgen, nach der Entleerung der Blase, gemacht
werden;
* Vorherige Beckenbestrahlungstherapie.

Die Gruppe der verbliebenen Patienten, bei der die
Harninkontinenz in der Anamnese durch eine erste
Beurteilung identifiziert wurde, kann in vier
hauptsymptomatische Männergruppen unterteilt
werden, die sich für die anfängliche Behandlung
eignen:
* Nur postmiktionelles Harnträufeln
* Überaktive Blase: Dringlichkeit (mit oder ohne
Dranginkontinenz), Häufigkeit und Nykturie
* Stressinkontinenz, meist nach Prostatektomie
* Gemischte Dringlichkeit und Stressinkontinenz,
meist nach Prostatektomie.

Konservative Behandlungsmethoden sind der
Hauptansatz für Harninkontinenz auf der
Grundversorgungsebene bei Männern und wird oft als
einfach und kostengünstig angesehen.
Der Begriff "konservative Behandlung" beschreibt jede

Behandlung, die keinen pharmakologischen oder chirurgischen Eingriff beinhaltet.
Bei Zuständen wie bei einer überaktiven Blase werden konservative Strategien oft mit einer medikamentösen Behandlung kombiniert.
Viele konservative Behandlungsmethoden erfordern eine Verhaltensänderung, die weder leicht umzusetzen noch zu erhalten ist.

Die meisten Patienten mit leichten bis mittelschweren Symptomen möchten zuerst weniger invasive Behandlungen ausprobieren.
Patienten mit komplizierten oder schweren Symptomen müssen jedoch möglicherweise direkt zur fachärztlichen Behandlung überwiesen werden.

Bei Männern mit postmiktionellen Tröpfeln ist in der Regel keine weitere ärztliche Bewertung erforderlich.
Dem Patienten sollte jedoch gesagt werden, wie er eine starke Beckenbodenmuskelkontraktion nach dem Entleeren ausübt oder die bauchige Harnröhre direkt nach der Miktion manuell komprimiert.

Therapeutischer Ansatz

Bei Männern mit Stress-, Drang- oder Mischinkontinenz sollte die Erstbehandlung eine angemessene Lebensstilberatung, physikalische Therapien, Verhaltenstherapien und Medikamente umfassen.

Zusammenfassend haben diese anfänglichen Behandlungen niedrigere Empfehlungsgrade.

* Gegen Tröpfelinkontinenz (postmiktionelles Harnträufeln) wird Beckenbodentraining und das Melken der Bulbusurrethra direkt nach der Miktion empfohlen.

* Beckenbodentraining ist nützlich bei der Behandlung von Post-Prostatektomie Inkontinenz.

* Anticholinergika sind die Erstlinientherapie für Erwachsene mit Dranginkontinenz. Das verwenden eines anticholinergen Mittels kann die Inkontinenz verbessern, aber auch gleichzeitig die Blasenentleerung beeinträchtigen, insbesondere bei schweren Fällen, wo Austrittsobstruktion oder schwache Detrusorkontraktilität auftritt.

Inkontinenz bei Frauen

Anfangsbewertung

Die Anfangsbewertung bei Frauen sollte Patienten mit einer "komplizierten" Inkontinenz finden, die von fachärztlichen Spezialisten überwiesen werden müssen und die sich von jenen unterscheiden, die an leichter Inkontinenz leiden.

Sie sollten für eine allgemeine Beurteilung geeignet sein.

Die "komplizierte" Inkontinenzgruppe umfasst Patienten mit:

* Schmerzen

* Hämaturie

* wiederkehrender Infektion

* Tröpfelinkontinenz

* Signifikanter Gebärmuttersenkung

* Vorherigen fehlgeschlagenen Inkontinenzoperation

* Vorherige Beckenbestrahlungstherapie

* Vorherige Beckenoperation

* Verdacht auf Fisteln

Die Gruppe der verbliebenen Patienten, bei der die Harninkontinenz in der Anamnese durch eine erste

Beurteilung identifiziert wurden, kann in drei hauptsymptomatische Frauengruppen unterteilt werden, die sich für die anfängliche Behandlung eignen:

* Stressinkontinenz
* Überaktiven Blase: Dringlichkeit (mit oder ohne Dranginkontinenz), Häufigkeit und Nykturie
* Gemischte Dringlichkeit und Stressinkontinenz
* Körperliche Routineuntersuchungen schließt Bauch-, Becken- und perineale Untersuchungen ein. Es ist wichtig, die willkürliche Beckenbodenmuskelfunktion durch vaginale oder rektale Untersuchung zu beurteilen, bevor man Beckenbodentraining beginnt.

Therapeutischer Ansatz

Bei Frauen mit Stress-, Drang- oder Mischinkontinenz sollte die Erstbehandlung eine angemessene Lebensstilberatung, physikalische Therapien, Verhaltenstherapien und Medikamente umfassen. Einige Empfehlungen basieren auf guten und konsistenten Wirkungsnachweisen.

Stressinkontinenz

Beckenbodentraining ist Erstbehandlung für Frauen mit Stressinkontinenz.

Die Dauer sollte mindestens 3 Monate betragen, damit es effektiv ist.

Elektrische Stimulation des Beckenbodens kann bei Frauen, denen es nicht möglich ist, ihre Beckenbodenmuskulatur von alleine zu kontrahieren, angewendet werden.

Vaginalkegeltraining kann prämenopausalen Frauen empfohlen werden, die unter Stressinkontinenz leiden.

Eine systemische Östrogentherapie wird nicht zur Behandlung oder Vorbeugung einer Harninkontinenz empfohlen.

Duloxetin, ein Serotonin-nicht-adreneraler Wiederaufnahmehemmer, kann als Zweitlinientherapie angeboten werden, wenn Frauen eine Pharmakotherapie einer chirurgischen Behandlung vorziehen, oder wenn sie für eine Operation nicht geeignet sind.

Wenn verschrieben, sollten die Nebenwirkungen bekannt gemacht werden, insbesondere Übelkeit.

Eine Operation wird bei Stressinkontinenz empfohlen und kann als Erstlinientherapie bei Patienten, bei welchen sich die Symptome nach chirurgischen Therapien nicht verbessern und dadurch die Lebensqualität beeinträchtigt, angewendet werden,.

Dranginkontinenz

Für Frauen mit Drang- und Mischinkontinenz sollte ein Blasentraining für die Dauer von 6 Wochen als Erstbehandlung empfohlen werden.

Anticholinergika sind die Erstlinientherapie für Erwachsene mit Dranginkontinenz, welche an einer überaktiven Blase leiden und auch nicht auf Blasentraining ansprechen.

Flavoxate werden nicht zur Behandlung von Patienten mit überaktiver Blase empfohlen. Ebenso wird auch eine systemische Hormonersatztherapie nicht bei Dranginkontinenz empfohlen, obwohl intravaginale Östrogene für postmenopausale Frauen mit vaginaler Atrophie in Betracht gezogen werden können.

Die Anwendung von Desmopressin kann zur

Verringerung der Nykturie bei Frauen mit Dranginkontinenz oder überaktiver Blase angewendet werden.

Intravesikale Instillationstherapie mit Capsaicin, Resiniferatoxin und Lokalanästhetika, wie Lidocain und Bupivacain, sind alternative Behandlungsmethoden.

Intradetrusor Injektion von Botulinum A-Toxin ist eine alternative chirurgische Behandlung bei Patienten, die nicht auf anticholinerge Therapie reagieren.
Die Wirkungsdauer scheint mindestens 6 Monate zu betragen.

Harninkontinenz bei älteren Männern und Frauen

Gesunde ältere Menschen sollten eine ähnliche Bandbreite an Behandlungsmöglichkeiten erhalten wie jüngere Personen.
Ältere Personen erfordern jedoch einen anderen Ansatz.

Ihre Behandlung muss sich mit der potenziellen Rolle von Komorbidität, aktuellen Medikamenten (verschrieben, rezeptfrei und/oder naturheilkundlich) befassen.

Ein effektiver Behandlungsplan zur Erreichung der Behandlungsziele sollte für die meisten älteren Menschen möglich sein.

Die initiale Behandlung sollte individualisiert und durch Behandlungsziele, Behandlungspräferenzen und geschätzte verbleibende Lebenserwartung, sowie die wahrscheinlichste klinische Diagnose durchgeführt werden.

Konservative Therapien und Verhaltenstherapien für Harninkontinenz umfassen:

* Änderungen des Lebensstils
* Blasentraining
* Zeitgesteuerte verbale Toilettenerinnerungen für Blasenentleerung bei älteren und kognitiv beeinträchtigten Patienten
* Für ausgewählte, kognitiv intakte, ältere Personen, können Beckenbodenübungen in Betracht gezogen werden.

Therapeutischer Ansatz

Bei der Behandlung von Harninkontinenz bei älteren Menschen ist es wichtig, realistische Behandlungsziele zu definieren.

Eine vorgeschlagene Klassifikation definiert drei Kontinenzstufen, auf die gezielt reagiert werden kann: "Unabhängige Kontinenz" - wo Betroffene in der Lage sind unabhängig zu sein und ihre Blase alleine entleeren können.

"Abhängige Kontinenz" - wo Betroffene Hilfe von einer Pflegeperson benötigen.

"Soziale oder enthaltsame Kontinenz" - wo Betroffene inkontinent sind, aber das Problem durch die Verwendung von geeigneter Hilfe und Geräten, zur Verbesserung der persönlichen Gesundheit führen kann.

Aufgrund des Mangels an gut kontrollierten Studien zur pharmakologischen Behandlung bei älteren Menschen, sind die Vorteile für diese Untergruppe noch nicht ganzheitlich erforscht.

Es ist jedoch sinnvoll, unten angeführte Maßnahmen bei ausgewählten Patienten als Ergänzung zu anderen Behandlungen, wie z.B. der Verhaltenstherapie, zu betrachten.

Um eine unabhängige Kontinenz zu erreichen, sollte zeitgesteuerte verbale Toilettenerinnerung in Betracht gezogen werden. Bei kognitiv und körperlich beeinträchtigten älteren Menschen wurden aufgrund dieser Verhaltenseingriffe bereits Verbesserungen erzielt.

Kontinenzhilfsmittel und -geräte, wie Pads und Kondomkatheter können wertvoll sein, wenn die Inkontinenz auf andere Behandlungsmaßnahmen nicht reagiert.

Patienten mit Harnretention (mit oder ohne Überlaufinkontinenz) sollten über eine Blasendekompression mit Blasenkatheter verfügen. Obwohl es keine spezifischen Daten für gebrechliche oder behinderte ältere Menschen gibt, scheint die intermittierende Katheterisierung eine vernünftige Alternative für Patienten mit chronischer Harnverhaltung zu sein.
Dies kann von Betroffenen selbst oder von Pflegepersonen durchgeführt werden.
Vor Beginn der medikamentösen Therapie sollten alle anderen eingenommenen Medikamente überprüft werden.

Wenn eine medikamentöse Therapie eingeleitet wird, ist es ratsam, mit niedrigeren Dosierungen, als in der Arzneimittelliteratur vorgeschlagen ist, zu beginnen und die Dosis allmählich zu erhöhen, während das gewünschte Ergebnis und die Nebenwirkungen überwacht werden.

Bei anti-cholinergen Wirkstoffen (z.B. Oxybutynin, Tolterodin) sind die störendsten unerwünschten Wirkungen, neben der Mundtrockenheit, kognitiver Verfall, Verstopfung und Harnverhalt.
Für alpha-adrenerge Antagonisten-Wirkstoffe (z.B. Prazosin, Terazosin, Alfuzosin) ist der wichtigste unerwünschte Effekt eine orthostatische Hypotonie, die zu Stürzen und Immobilität führen kann.

Krankheitsmanagement

Darm- und Harninkontinenz sind jeweils mit einer Reihe von Risikofaktoren verbunden.

In den meisten Fällen sind diese sehr komplex, umfassen mehrere Faktoren und sind immer noch nicht ausreichend erforscht.

An dieser Stelle reichen die Indizien nicht aus, um vorbeugende Maßnahmen für Inkontinenz zu fördern, außer für einige spezifische Ursachen.

Die am häufigsten verwendeten Behandlungen für Dranginkontinenz sind Pharmakotherapie und Verhaltenstherapie.

Bei Stressharninkontinenz sind die häufigsten Behandlungen chirurgische Eingriffe und Verhaltenstherapie.

In der klinischen Praxis ist es natürlich üblich, dass nicht-chirurgische Therapien zuerst ausprobiert werden, da sie normalerweise das geringste Risiko einer Schädigung mit sich tragen.

Sie werden oft in verschiedenen Kombinationen verwendet, was es schwierig macht, zu bestimmen, welche Komponenten effektiv sind.

Grunderkrankung / kognitive Beeinträchtigung

Harninkontinenz, insbesondere bei älteren Menschen, kann durch Grunderkrankungen verschlechtert oder verursacht werden, insbesondere durch Zustände, die Polyurie, Nykturie, erhöhtem Abdominaldruck oder Störungen des Zentralnervensystems verursachen.

Diese Umstände umfassen:
Herzversagen
Chronisches Nierenversagen
Diabetes
Chronische obstruktive Lungenerkrankung
Neurologische Erkrankung einschließlich Schlaganfall und Multiple Sklerose
Allgemeine kognitive Beeinträchtigung
Schlafstörungen, z.B. Schlafapnoe
Fettleibigkeit.

Es ist möglich, dass eine Heilung der Grunderkrankung die Symptome von Harninkontinenz verringern kann.
Dies ist jedoch oft schwer zu beurteilen, da Patienten oft unter mehr als einer Krankheit leiden.

Darüber hinaus können Behandlungen kombiniert
und individualisiert werden, so dass es unmöglich ist,
zu entscheiden, welche Veränderung einer
Grunderkrankung die Inkontinenz eines Patienten
beeinflusst hat.

Anpassung der Medikation

Obwohl eine Änderung der Medikation für die
Grunderkrankung als mögliches frühes
Entgegenwirken angesehen werden kann, gibt es sehr
wenige Hinweise auf mögliche Vorteile.
Es besteht auch das Risiko, dass das Absetzen oder
Ändern von Medikamenten zu mehr Schaden als
Nutzen führen kann.

Pharmakotherapie, insbesondere anticholinergische
Medikamente, wurden in großem Umfang für
Dranginkontinenz verwendet.
Die bekanntesten dieser Medikamente sind
Oxybutynin (Ditropan) und Tolterodin (Detrol).

Anticholinerge Medikamente wirken durch
Entspannung der glatten Muskulatur der Blase.
Sie tun dies, indem sie parasympathische

Nervenimpulse hemmen und selektiv die Bindung des Neurotransmitters Acetylcholin an seine Rezeptoren blockieren.

Das parasympathische System ist verantwortlich für die Kontraktion des Detrusormuskels während der normalen Blasenentleerung.

Die Aktivierung des parasympathischen Nervensystems führt zur Kontraktion der Blase.

Anticholinerge Medikamente wirken durch Hemmung der parasympathischen cholinergen Vermittlung von Detrusorkontraktionen, wodurch unwillkürliche Kontraktionen der Blase reduziert oder verzögert werden, was ebenfalls die Kapazität der Blase selbst erhöhen kann.

Burgio, Locher und Goode (2000) verglichen Verhaltenstherapie und medikamentöse Therapie für Dranginkontinenz.

Sie fanden heraus, dass Frauen, die nur Medikamente zur Behandlung von Dranginkontinenz verwendeten, eine durchschnittliche prozentuale Reduktion von 69% bei Inkontinenz verzeichneten.

Leider sind diese Medikamente mit einem erheblichen Risiko von Nebenwirkungen verbunden, insbesondere Mundtrockenheit und Verstopfung.

Verstopfung

Mehrere Studien haben starke Verbindungen zwischen Verstopfung, Harninkontinenz und einer überaktiven Blase belegt.
Verstopfung kann durch verhaltensbezogene, physikalische und medizinische Behandlungen verbessert werden.

Eindämmung

Die Eindämmung ist wichtig für Betroffene, wenn eine aktive Behandlung das Leiden nicht lindert.
Manche Personen ziehen es vor, eine Eindämmung auszuwählen, als sich einer aktiven Behandlung mit den damit verbundenen Risiken zu unterziehen.
Dies schließt die Verwendung von absorbierenden Pads, Blasenkathetern, externen Sammelvorrichtungen, Penisklemmen für Männer und intravaginale Geräte für Frauen ein.

Lebensstilprobleme und Maßnahmen

Beispiele für Lebensstilfaktoren, die mit Inkontinenz verbunden sein können, sind Fettleibigkeit, Rauchen, körperliche Aktivität und die Ernährung.
Eine Veränderung dieser Faktoren könnte die Harninkontinenz verbessern.

Koffeinreduktion

Viele Getränke enthalten Koffein, insbesondere Tee, Kaffee und Cola.
Hinweise deuten darauf hin, dass Harnwegssymptome durch übermäßige Koffeinaufnahme verschlimmert werden.

Man stellt sich die Frage, ob Koffeinreduktion die Harninkontinenz verbessern kann?
Eine Bevölkerungsbefragung ergab jedoch keine statistische Verbindung zwischen Koffeinaufnahme und Harninkontinenz.
Mangelndes Wissen über den Koffeingehalt verschiedener Getränke macht es schwer, die Rolle der Koffeinreduzierung bei der Linderung von Harninkontinenz zu bewerten.

Körperliche Bewegung

Regelmäßige körperliche Aktivität kann die Beckenbodenmuskulatur stärken und möglicherweise das Risiko der Entwicklung von Harninkontinenz, insbesondere Stressinkontinenz verringern.
Es ist jedoch auch möglich, dass schwere körperliche Betätigung die Harninkontinenz verschlechtern kann.

Der Beckenboden besteht aus Muskeln und Ligamenten, welche die Darm- und Harnkontinenz aufrechterhalten.
In Bezug auf Schwangerschaft ist Beckenbodentraining vor allem im ersten Jahr nach der Entbindung als Prävention und Heilung von Darm- und Harninkontinenz wichtig.
Einige Befunde zeigen, dass das Beckenbodentraining bei älteren Frauen kurzzeitige Wirkungen bei der Vorbeugung und Heilung der Harninkontinenz hat.
Es gibt allerdings keine ausreichende Forschung über die anhaltenden langfristigen Vorteile des Beckenbodentrainings zur Verhinderung von Inkontinenz.

Flüssigkeitsaufnahme

Die Reduktion der Flüssigkeitsaufnahme ist eine Strategie, die üblicherweise von Betroffenen zur Linderung angewendet wird.

Aus Sicht der allgemeinen Gesundheit sollte darauf hingewiesen werden, dass die Flüssigkeitsaufnahme ausreichend sein sollte, um Durst zu vermeiden und das eine niedrige sowie auch eine hohe 24-Stunden-Urinproduktion untersucht werden sollte.

Fettleibigkeit und Gewichtsverlust

Fettleibigkeit wurde in vielen epidemiologischen Studien als Risikofaktor für Harninkontinenz identifiziert.

Es gibt Hinweise darauf, dass die Prävalenz von Drang- und Stressinkontinenz proportional mit steigendem Körpermasseindex steigt.

Der Anteil der übergewichtigen oder fettleibigen Patienten, welche sich einer Inkontinenzoperation unterziehen, ist höher als der Anteil an Normalgewichtigen.

Rauchen, insbesondere wenn mehr als zwanzig Zigaretten pro Tag geraucht werden, gilt als Intensivierung der Harninkontinenz.

Chirurgische Eingriffe

Eine Operation kann die beste Wahl für Stressinkontinenz sein, wenn es zu einem Prolaps oder Hypermobilität des Blasenhalses und der Harnröhre kommt.

Durch die Operation werden diese Strukturen in ihre anatomisch korrekte Position gebracht, um die Muskeln des Beckenbodens besser zu unterstützen. Spannungsfreie Vaginalbandprozeduren und andere Urethraschlingen sind die am häufigsten angewandten chirurgischen Interventionen zur Bewältigung von reiner Stressinkontinenz.

In einer Studie, vorgenommen an 90 Frauen in Norwegen, untersuchten Nilsson, Kuuva, Falconer, Rezapour und Ulmsten (2001) die langfristigen Vorteile eines spannungsfreien Vaginalbandverfahrens bei Stressinkontinenz und stellten fest, dass das Verfahren Heilung oder signifikante Verbesserung für 95% der Frauen verspricht.

Dieses Kapitel berücksichtigt chirurgische Optionen für die folgenden Situationen:

* Frauen mit unkomplizierter Form von Stressinkontinenz.

Dies bedeutet keine Vorgeschichte einer vorherigen Operation, keine neurologische Funktionsstörung der unteren Harnwege, keine Urogenitalensenkung und kein weiterer Schwangerschaftswunsch.

* Frauen mit komplizierter Form von Stressinkontinenz.

Neurologische Funktionsstörung der unteren Harnwege wird in den EAU- Leitlininen (Europäische Gesellschaft für Urologie) als Neurogen unterer Harntraktdysfunktion besprochen.

* Assoziierte Urogenitalesenkung wurde in diesen Leitlinien, in Bezug auf die Behandlung von Inkontinenz, auch analysiert, aber kein Versuch wurde unternommen, der sich auf die Behandlung von Prolaps bezieht.

* Männer mit Stressinkontinenz, vor allem bei Männern mit post-Prostatektomie Inkontinenz ohne eine neurologische Erkrankung die ihre unteren Harnwege beeinflussen könnte.

* Patienten mit refraktärer Detrusorüberaktivität-Inkontinenz.

Verhaltens- und physikalische Therapien

Verhaltenstherapien bieten viele Vorteile, wie zum Beispiel schwache Nebenwirkungen und ist dadurch bestens als Erstlinienbehandlung für Harninkontinenz geeignet.
Sie sind besonders für ältere Menschen, welche möglicherweise keine geeigneten Kandidaten für eine Operation oder eine medikamentöse Therapie sind.

Zu den Nachteilen der Verhaltenstherapien gehört, dass die zu behandelnde Person sich aktiv engagieren und die Motivation hierzu aufrecht erhalten muss, um an der verschriebenen Behandlung festzuhalten.

Verhaltenstherapien, die bei Dranginkontinenz eingesetzt werden, umfassen Flüssigkeitsmanagement, elektrische Stimulation, zeitgesteuerte Entleerung, „Umprogrammierung" der Blase und Beckenbodentraining.

Die Wiederherstellung der Kontrolle über die Blasenfunktion ist das Ziel des Blasentrainings.

Bei der „Umprogrammierung" der Blase sollten die Betroffenen versuchen, die Zeit zwischen den Toilettengängen zu verlängern, indem sie lernen, die Blaseninstabilität zu unterdrücken und die Dringlichkeit zu verringern.
Es wird versucht, dass die Betroffenen ihre Blase nicht aufgrund von Harndrang entleeren, sondern dies nur noch zeitgesteuert tun.

Jarvis und Millar (1980) und Pengelly und Booth (1980) untersuchten die Wirksamkeit von der „Umprogrammierung" der Blase, für die Behandlung einer überaktiven Blase und Detrusorinstabilität.
Diese Studien berichteten über eine Heilungsrate von 47-78%.
Die Heilungsrate ist so definiert, dass keine Harninkontinenz-Episoden in einem Zeitraum von 3 bis 7 Tagen auftraten.
Dies wurde in einem Blasentagebuch festgehalten.

Fantl und Kollegen (1991) berichteten, dass aufgrund der Umprogrammierung die Frauen in ihrer Studie mit Detrusorinstabilität und intensiver Stressinkontinenz eine Reduktion der Inkontinenz-Episoden um mehr als 50% verzeichnen konnten.

Die am weitesten verbreitete Verhaltenstherapie für Harninkontinenz ist die Verwendung von Beckenbodenmuskulaturtraining.
Diese Behandlung wurde ursprünglich von Kegel (1948) als eine Möglichkeit zur Verbesserung des intra-urethralen Drucks und zur Verringerung der Stressinkontinenz bei schwangeren Frauen, angwendet.

Das Ziel ist es, die Kraft und Koordination der Beckenbodenmuskulatur zu erhöhen.
Einfache und schnelle Kontraktionen Ihrer Beckenbodenmuskeln können während Aktivitäten, welche mit unfreiwilligem Urinverlust einhergehen (z.B. Husten) durchgeführt werden.
Diese Technik wird manchmal als "der Kniff" bezeichnet.

Das Ziel dieser Therapie ist es, zu lernen, die Beckenbodenmuskulatur zusammenzuziehen und den Urethanschließungsdruck, während der Erhöhungen des intraabdominalen Druckes, zu erhöhen.
Beckenbodenmuskeltraining wurde als Erstlinientherapie für Drang- und Mischinkontinenz empfohlen.

Während die Kurzzeitwirksamkeit des Beckenbodenmuskeltrainings zur Reduzierung von Stress- und Dranginkontinenz gut dokumentiert wurde, war die Einhaltung der verschriebenen Therapie auf lange Sicht problematisch.

Ansätze umfassen Blasentraining und Beckenbodenmuskeltraining, aber Begriffe wie Blasenbohrer, Blasendisziplin, „Umprogrammierung" der Blase und Verhaltensänderungen werden auch verwendet.
Fast immer werden in der klinischen Praxis diese als Teil eines Behandlungspaketes, einschließlich Lebensstiländerungen, Patientenschulung und möglicherweise auch kognitive Therapie, angewendet.

Das Ausmaß, in dem einzelne Therapeuten diese Behandlungen vorantreiben und überwachen, wird wahrscheinlich variieren, aber es ist anerkannt, dass diese Einflüsse wichtige Komponenten des gesamten Behandlungspaketes sind.

Beckenbodenmuskeltraining

Beckenbodenmuskeltraining beinhaltet sich wiederholende Kontraktion und Entspannung der Beckenbodenmuskulatur in einem Versuch, die Muskeln zu stärken.
Es wird angenommen, dass Beckenbodenmuskeltraining die periurethrale Muskelkraft verbessert und die Struktur des Beckenbodens, einschließlich der Harnröhrenschließmuskeln, besser unterstützt.

Alle Strukturen arbeiten zusammen, um Kontinenz zu erhalten. Die willkürlichen Kontraktionen der Beckenbodenmuskulatur stabilisieren den Blasenhals beim Anstieg des Bauchinnendrucks.

Beckenbodentraining wird zur Verbesserung der Beckenbodenfunktion und zur Verbesserung der Harnröhrenstabilität benutzt.
Es gibt Hinweise darauf, dass die Verbesserung der Beckenbodenfunktion die Blasenkontraktion bei Patienten mit überaktiver Blase hemmen kann.
Beckenbodentraining kann angewendet werden, um Harninkontinenz zu verhindern, z.B. bei schwangeren Frauen vor der Geburt, bei Männern, die vor einer

radikalen Prostatektomie stehen oder im Rahmen eines geplanten Genesungsprogramms nach einer Geburt oder einer Operation.

Beckenbodentraining ist die konservative Behandlung der ersten Wahl für Frauen mit Stress-, Drang- und Mischinkontinenz.
Der Behandlungseffekt könnte bei jüngeren Frauen (in den 40ern und 50ern) mit Stressinkontinenz, die mindestens 3 Monate an einem überwachten Beckenbodentrainings-Programm teilnehmen, wirksamer sein.

Beckenbodenmuskulatur-Übungen für Männer

Viele Faktoren können Ihre Beckenbodenmuskulatur schwächen, einschließlich die operative Entfernung der Prostata (radikale Prostatektomie), Diabetes, sowie eine überaktive Blase.

Übungen:

Finden Sie die richtigen Muskeln
Um Ihre Beckenbodenmuskulatur zu identifizieren, stoppen Sie das Urinlassen in der Mitte oder ziehen

Sie die Muskeln an, mit welchen Sie Darmgase zurück
halten.

Genau hier wird Ihre Beckenbodenmuskulatur in
Anspruch genommen.

Sobald Sie Ihre Beckenbodenmuskulatur erkannt
haben, können Sie die Übungen in jeder Position
ausführen. Am einfachsten werden Sie dies wohl in
liegender Position finden.

Perfektionieren Sie Ihre Technik

Spannen Sie Ihre Beckenbodenmuskulatur an, halten
Sie die Kontraktion drei Sekunden lang und
entspannen Sie dann drei Sekunden lang.
Probieren Sie es ein paar Mal hintereinander.
Wenn Ihre Muskeln stärker werden, versuchen Sie die
Übungen im Sitzen, Stehen oder Gehen.

Behalten Sie Ihren Fokus

Konzentrieren Sie sich für die besten Ergebnisse
darauf, nur Ihre Beckenbodenmuskulatur zu straffen.
Achten Sie darauf, nicht die Muskeln in Ihrem Bauch,
Oberschenkel oder Gesäß zu benützen.
Vermeiden Sie es, den Atem anzuhalten. Atmen Sie
stattdessen frei während den Übungen.

Wiederholen Sie die Übungen 3 mal pro Tag.
Zielen Sie auf mindestens drei Sätze á 10
Wiederholungen pro Tag.

Machen Sie es sich nicht zur Gewohnheit, Ihren
Urinstrahl zu starten und zu stoppen, dies quasi als
eine Übung zu sehen. Einige Ärzte denken, dass dies
eine Blasenentzündung verursachen könnte.

Wenn Sie Ihre Übungen regelmäßig durchführen,
können Sie innerhalb weniger Wochen bis zu einigen
Monaten mit Ergebnissen - wie weniger häufigem
Urinverlust - rechnen.

Beckenbodenmuskulatur-Übungen für Frauen

Viele Faktoren können Ihre Beckenbodenmuskulatur
schwächen, einschließlich Schwangerschaft,
Entbindung, Operation, Alterung, Überlastung durch
Verstopfung oder chronischen Husten sowie
Übergewicht.

Übungen:

Drücken Sie die Muskeln zusammen, die Sie
verwenden, um Ihren Urinfluss zu stoppen.

Stellen Sie sicher, dass Sie sich nur auf Ihre Beckenmuskeln konzentrieren.

Spannen Sie für mindestens 4 Sekunden an.
Je öfter Sie das machen, desto länger können Sie anspannen.
Versuchen Sie, für bis zu 10 Sekunden anzuspannen.

Langsam durch den Mund ausatmen und nach und nach locker lassen.
Wiederholen Sie 10-20 Mal in Folge mindestens 3 mal am Tag.

Sie können die Funktionalität Ihrer Beckenbodenmuskulatur mit einem einfachen Stop-Start-Test überprüfen.
Wenn Sie auf der Toilette sind, unterbrechen Sie den Urinfluss, indem Sie die Muskeln zusammenziehen.
Wenn Sie eine bessere Kontrolle als zuvor haben, wissen Sie, dass die Beckenbodenübungen funktionieren.

Das Beckenbodentraining kann variiert werden, so können die Vorteile des Trainings maximiert werden.

Trainieren Sie die Muskeln mit langem und kurzem Anspannen und wiederholen Sie die Übungen, bis die Muskeln müde sind.

Es gibt zwei Arten von Übungen:

Lange Anspannen
Ziehen Sie Ihre Beckenbodenmuskulatur an, halten Sie sie einige Sekunden lang und entspannen Sie sich dann für die gleiche Zeit.
Beginnen Sie mit 5 Sekunden und arbeiten Sie sich bis zu 10 Sekunden hoch.

Kurz Anspannen
Ziehen Sie Ihre Beckenbodenmuskulatur für eine Sekunde an und entspannen Sie sich dann.

Machen Sie es sich nicht zur Gewohnheit, Ihren Urinstrahl zu starten und zu stoppen, dies quasi als eine Übung zu sehen. Auch hier kann dies zu einer unvollständigen Entleerung der Blase führen, was das Risiko einer Harnwegsinfektion erhöht.

Akupunktur

Akupunktur ist eine neuere Behandlungsmethode, die effektiv sein könnte für die Behandlung von Harninkontinenz.
Gemäß der traditionellen chinesischen Medizin beeinflusst die Energie, die durch die Wege des Körpers fließt, die inneren Organe des Körpers, sowie seine umgebenden Strukturen.

Energie von diesen Pfaden verlässt die Strukturen an verschiedenen Punkten (z.B. Akupunkturpunkte).
Diese Punkte dienen als Zugangswege zu den tieferen Kreislaufkanälen innerhalb des Körpers.
Sehr feine Nadeln werden an den Zugangspunkten oder Meridiane eingesetzt und aktivieren die natürliche Energie des Körpers (Qi), um den Heilungsprozess einzuleiten.

Jeder Meridian entspricht einem anderen Organsystem.
Es wird angenommen, dass ein Ungleichgewicht im Qi-Fluss für die Krankheit verantwortlich ist.

Die westliche Ansicht der Akupunktur ist, dass sie Neurotransmitter über Nervenimpulse an das Gehirn freisetzt, welche Sie stimulieren und dass das vegetative Nervensystem beeinflusst wird.

Die Nebenwirkungen und das Risiko, welche mit der Akupunktur verbunden sind, wurden als sehr gering eingestuft.

Wenn die Behandlungen von entsprechend geschulten Anwendern mit sterilen Einwegnadeln durchgeführt werden, sind die Nebenwirkungen wie Infektionen und/oder punktierte Organe minimal.

Blasentraining

Ein weiterer Weg ist, dass Betroffene einen Zeitplan befolgen, welcher durch ihr eigenes Blasentagebuch-/Toilettenerinnerungs-Diagramm festgelegt ist (Gewohnheitstraining).

"Zeitgesteuerte Toilettenerinnerung" ist eine vom Patienten initiierte Entleerung, während "entgegengesetzte Toilettenerinnerung" durch die Pflegeperson eingeläutet wird.

Zeitgesteuerte und Gewohnheitstoilettenerinnerung werden Patienten empfohlen, die ihre Blasen entleeren können.

Das Blasentraining kann jedem Patienten mit irgendeiner Form von Harninkontinenz als

Erstlinientherapie für zumindest einen kurzen
Zeitraum angeboten werden.

Die ideale Form oder Intensität eines Blasentrainings
für Harninkontinenz ist unklar. Es ist auch unklar, ob
Blasentraining die Entwicklung von Harninkontinenz
verhindern kann, aber die Möglichkeit besteht
jedenfalls.

Unabhängig von der verwendeten Trainingsmethode
ist der Vorteil des Blasentrainings bei
Harninkontinenz wahrscheinlich nur von kurzer
Dauer, es sei denn, das Blasentrainingsprogramm
wird wiederholt durchgeführt.
Beim Blasentraining wurden keine unerwünschten
Ereignisse berichtet.

Aktuelle Empfehlungen

Sobald sich die Lebensgewohnheiten wie
Gewichtsreduktion, verminderter Koffeinverbrauch,
Veränderung der Flüssigkeitsaufnahme,
Rauchentwöhnung und Bekämpfung von Verstopfung,
geändert haben, ist die erste
Behandlungsempfehlungslinie für nicht-
pharmakologische Interventionen erfüllt.
Es wird empfohlen, dass man den Behandlungen 8 bis
12 Wochen Zeit gibt, bevor man ihre Wirskamkeit
beurteilen kann.

Die häufigsten Behandlungsarten werden in drei
Gruppen eingeteilt:
* nicht-pharmakologisch / verhaltenstherapeutisch
* pharmakologisch und
* chirurgisch (invasiv).

Es wird vorgeschlagen, dass das ausgeprägteste
Symptom (Dringlichkeit, Häufigkeit,
Stressinkontinenz usw.) zuerst behandelt werden
sollte.
Wenn die nicht-pharmakologischen Interventionen
für Personen mit Dranginkontinenz nicht erfolgreich
sind, würde eine Studie zur anti-cholinergen

Medikation folgen.

Jede der verschiedenen Behandlungstherapien kann für viele Menschen effektiv sein, damit verbunden ist jedoch auch immer die Mitarbeit des Patienten .
Es wurde zum Beispiel erwähnt, dass Beckenbodentraining sicher und effektiv bei Stress- und auch Dranginkontinenz wirkt.
Diese Behandlung erfordert jedoch eine aktive Beteiligung der Betroffenen auf lange Sicht.

Es hat sich gezeigt, dass es schwierig ist, die Motivation aufrecht zuerhalten und das eine langfristige Einhaltung problematisch sein kann.

Bei pharmakologischen Behandlungen, welche vor allem häufig von Frauen angewendet wird, ist die Langzeiteinnahme aufgrund der unangenehmen Nebenwirkungen sehr oft problematisch.

Die häufigste Nebenwirkung ist trockener Mund, aber auch verschwommene Sicht, Kopfschmerzen, Schwindelgefühl, über Harnverhalt und Übelkeit wurden auch berichtet.

Gopal (2008) berichtete, dass die meisten Frauen ihre verschriebene Medikation aufgrund dessen innerhalb von 4-5 Monaten abbrachen.

Die Auswahl, welche Behandlungstherapie angewendet werden soll, kann schwierig sein, da jede Vor- und Nachteile birgt.
Betroffene müssen auf alle Fälle sämtliche notwendigen Informationen über alle möglichen Behandlungen erhalten.
Wichtig ist auch, sich über alternative Behandlungsmöglichkeiten zu informieren, da nicht jede Behandlungsoption für Betroffene geeignet ist.

Schlussfolgerung

Darm- und Harninkontinenz haben häufig schwerwiegende Auswirkungen auf die Lebensumstände vieler Personen. Sie sind körperlich unzufrieden, fühlen sich peinlich berührt, stigmatisiert, sozial isoliert und sind auf Familienmitglieder, Pfleger und die Gesellschaft angewiesen.
Die finanziellen Kosten sind beträchtlich und können wegen unzureichender Informationen unterschätzt werden.

Risikofaktoren für Darm- und Harninkontinenz sind weibliches Geschlecht, höheres Alter und neurologische Erkrankungen (einschließlich Schlaganfall).
Erhöhte Körpermasse, verminderte körperliche Aktivität, Depressionen und Diabetes können ebenfalls das Risiko erhöhen.

Abhängig von der Form der Harn- bzw. Darm-Inkontinenz wurden bisher häufig Pharmakotherapie und chirurgische Eingriffe eingesetzt.
Beide Behandlungsarten gehen oft mit unerwünschten Nebeneffekten oder möglichen Komplikationen

einher.

Beckenbodenmuskeltraining wird als
Erstlinientherapie zur Behandlung von
Harninkontinenz empfohlen, aber die langfristige
Einhaltung des Trainings ist, aufgrund fehlender
Motivation oft problematisch.

Die Bereitstellung alternativer
Behandlungsmaßnahmen ist von größter Bedeutung,
da es keine Behandlung gibt, die für alle geeignet ist.
Akupunktur wurde kürzlich von westlichen Forschern
als eine mögliche Behandlungsoption für
Harninkontinenz angesehen.
Es gab begrenzte Studien, die die Wirksamkeit der
Akupunktur für die Behandlung untersuchten.
Studien liefern einen vorläufigen Beweis dafür, dass
Beckenbodentraining die überlegenere
Behandlungsmethode im Vergleich zur Akupunktur
darstellt.
Bei Frauen ist Beckenbodentraining besonders
wirksam im ersten Jahr nach der Geburt.

Die Bemühungen, das Bewusstsein der Öffentlichkeit
für Inkontinenz und die Vorteile von Prävention zu

erhöhen, sollten darauf zielen, Stigmatisierung zu beseitigen, Offenlegung und Pflegesuche zu fördern und Leiden zu reduzieren.

<u>**Liebe Leser!**</u>

Vielen Dank für das Kaufen und Lesen dieses Buches.
Ich hoffe, dass die darin enthaltenen Informationen
und Empfehlungen sowie die verschiedenen Tipps
Ihnen helfen auf dem Weg zu einem unbeschwertem
Leben!
Ich wünsche Ihnen das Allerbeste für die Zukunft!

Elena A. Schwarz

PS: Wenn Sie zufrieden sind mit diesem Buch würde
ich mich über eine positive Rezension sehr freuen!
Danke!

Buchempfehlungen:

Alle zusammengefaßt auf: www.acgs.at

Unter anderem finden Sie:

VEGAN VEGETARISCH KOCHBUCH Vegetarische Rezepte
& Vegane Rezepte: Für Anfänger und Fortgeschrittene - Gesunde
Schnelle Küche - Für Berufstätige und Faule
https://amzn.to/2lcB7xa

MEAL PREP Rezepte: Das Meal Prep Kochbuch incl. Meal
Prep Low Carb für Anfänger + Kinder geeignet Meal Prep Vegan
vorkochen
https://amzn.to/2HyFrJU

HEIßLUFTFRITTEUSE Rezepte: Mit heißer Luft gesund
kochen - Einfache und Leichte Küche für Ernährungsbewusste -
Fettfreier Genuss
https://amzn.to/2QrhDMg

**YOGA - Für mehr Gesundheit und Ihr persönliches
Wohlfühlgewicht.**
Leicht durchzuführende Anleitungen für mehr Beweglichkeit,
weniger Stress, mehr Gelassenheit und einen gesunden Körper
Bonus: 38 Asanas (Übungen)
https://amzn.to/2QDbQzk

STOFFWECHSEL anregen + abnehmen: Mit
Fettverbrennung zum Wunschgewicht - Bonus: 14 passende
Rezepte!
https://amzn.to/2T7ijUE

**INTERVALLFASTEN - Bauchfett und Gewicht durch
kluges Fasten** dauerhaft verlieren - Ohne Sport zu
Wunschgewicht und Darmgesundheit -
Incl. 24 Rezepte für die Leichte Küche!
https://amzn.to/2zOJLev